Te 110/9

ESSAI

SUR LA

PROTHÈSE DU BRAS ET DE LA MAIN

(BRAS ARTIFICIEL AUTOMOTEUR).

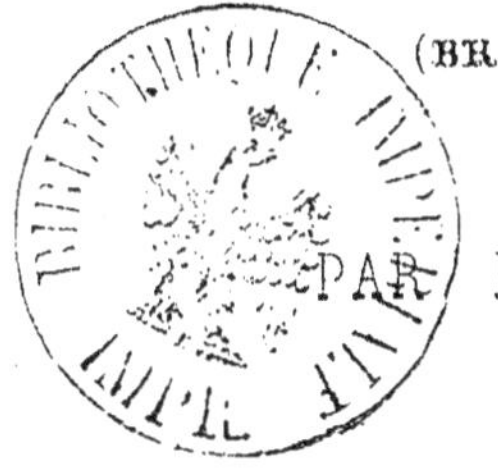

PAR LE COMTE DE BEAUFORT.

PARIS,

IMPRIMERIE ET LIBRAIRIE ADMINISTRATIVES

DE PAUL DUPONT,

Rue de Grenelle-Saint-Honoré, 45.

1861

ESSAI

SUR LA

PROTHÈSE DU BRAS ET DE LA MAIN

(BRAS ARTIFICIEL AUTOMOTEUR).

Un bras artificiel peut-il rendre des services, ou n'est-il destiné qu'à reproduire la forme du membre perdu, sans pouvoir y suppléer, même de la manière la plus élémentaire? Lorsqu'un amputé a conservé une partie de l'avant-bras, il est hors de doute que la prothèse peut lui être d'un grand secours; car le mouvement du coude le met à même de se passer du concours d'un tiers, dans des circonstances qui réclament même de l'adresse. Mais dans le cas d'amputation faite au-dessus du coude, la question devient plus difficile à résoudre, au moins d'une manière affirmative, en ce qui regarde les appareils actuellement en usage.

La prothèse du membre supérieur, exigeant des connaissances très-avancées en mécanique, ne date que de trois siècles environ. Il n'en est pas de même de la prothèse des membres inférieurs, qui est de la plus haute antiquité. Je citerai, à ce sujet, un fait qui, je crois, n'est pas bien connu.

Il existe au musée du Louvre un vase étrusque représentant un homme estropié qui se soutient à l'aide d'un bâton dont la partie inférieure remplit les fonctions d'une jambe de bois. L'usage de ce type primitif a dû se présenter à l'esprit de la première personne qu'un accident ait arrêté dans sa marche; mais quel temps n'aura-t-il pas fallu pour inventer un bras artificiel, si compliqué lors des premiers essais !

Jusqu'ici les inventeurs ont lutté contre deux difficultés : ou le bras était inerte, ce qui le rendait un objet de gêne; ou il était susceptible d'être mis en mouvement, ce qui nécessitait un moteur artificiel, qui lui-même devenait l'objet d'un effort ou d'une préoccupation. Dans ces divers appareils, le mouvement de l'avant-bras est le résultat d'une traction produite à l'aide d'une corde à boyau, ou bien l'effet obtenu au moyen d'une pédale qui, placée près de l'aisselle, convertit le mouvement de pression en mouvement ascensionnel de l'avant-bras.

Le système de traction a été d'abord indiqué par Græfe. Il a été mis en pratique avec succès, il y a une vingtaine d'années, par M. Van Peterseen. Plusieurs modifications ont été apportées depuis au point d'attache, en dispensant de l'intermédiaire du corset, qui, dans le système de M. Van Peterseen, relie, pour ainsi dire, les attaches, lesquelles agissent respectivement sur l'avant-bras et sur la main.

Le principe, du reste, est susceptible d'une infinité de modifications qui peuvent varier selon les conditions que l'on veut remplir, selon les considérations personnelles qui jouent un grand rôle dans les questions de prothèse. Le

mécanicien doit consulter les habitudes, les goûts, les apti-
tudes de chaque mutilé ; car ce qui suffit à telle personne
peut paraître très-imparfait à telle autre, et inversement.

Le système de pression a été soumis par moi à la Société
de chirurgie, le 28 novembre 1855.

Les deux procédés donnent lieu à un mouvement qui est
en dehors de celui que l'on veut produire. Quelque instinc-
tifs que ces mouvements puissent devenir par l'usage, ils
n'en sont pas moins une cause de retard, de préoccupation ;
car ils ne se lient nullement à l'action naturelle.

Le 19 décembre 1860, j'ai présenté à l'Académie impériale de médecine un bras artificiel (1) dont le principe n'a
rien de commun avec les appareils déjà connus Il constitue
un changement tellement radical, qu'il ouvre, j'espère,
une nouvelle ère à ce moyen de prothèse. A la traction ou
à la pression, il substitue le mouvement normal, car il est
automoteur, en ce sens que le mouvement instinctif de la
nature détermine le mouvement mécanique : cela est si
vrai qu'une personne qui essayait l'appareil pour la première fois se croisa les bras en disant : « Je ne sais pas
comment le mouvement se produit, mais je veux le faire et
je le fais. »

La gêne et la préoccupation ont ainsi disparu, puisque
l'avant-bras se déplace de lui-même, lorsqu'un changement

____

(1) Je l'avais déjà soumis à l'Académie le 27 décembre 1859 ; mais il n'avait
pas encore reçu d'application pratique.

dans la position du corps réclame un changement analogue dans la position de l'appareil.

Le mode employé pour produire la flexion du bras est tellement simple qu'il peut être appliqué, presque sans dépense, au système ordinaire des bras artificiels inertes.

L'appareil ne porte aucun mécanisme, aucun tirant pour produire, soit la pression, soit la traction. Il s'adapte au corps comme le simple crochet : la seule condition étant que l'attache ne gêne pas les mouvements naturels de la partie supérieure du bras.

Une personne née avec un bras dont la partie inférieure se termine, au-dessous du coude, par un moignon très-court, ne pouvait pas faire agir un appareil ordinaire qu'on venait de lui poser; l'application du système automoteur lui permit à l'instant même d'élever l'avant-bras au point où le moignon put entrer en prise.

Le mouvement se produisit instinctivement, pour ainsi dire, car elle ne crut pas à l'intervention de la mécanique; mais force fut de se rendre à l'évidence; on détendit le ressort; aussitôt il lui fut impossible d'agir sur l'avant-bras; on fit fonctionner de nouveau le ressort moteur, et l'appareil obéit à sa volonté.

Ainsi deux ressorts suffisent pour convertir un bras artificiel inerte en un bras artificiel automoteur.

La différence entre les prix des deux appareils est insignifiante : le nouveau système n'ayant point été breveté, et n'étant par conséquent entravé par aucun droit d'invention.

Description du bras artificiel automoteur.

Il se compose de deux gaînes en cuir réunies par des branches métalliques à charnière et par deux ressorts O O qui agissent en excentriques sur l'articulation du coude; l'un tend à lever et l'autre à baisser l'avant-bras.

Le mouvement s'effectue dans un sens ou dans l'autre, selon que la partie supérieure du bras donne la prépondérance à l'un des deux ressorts, en déplaçant le poids de la main.

Lorsque le bras tombe naturellement le long du corps, la main pèse sur l'axe oblique du coude, et comprime l'action du ressort qui tend à élever l'avant-bras. Quand, au contraire, la partie supérieure du bras fait un mouvement ascensionnel, le coude s'arrondit et son axe se rapproche de la perpendiculaire, position dans laquelle le poids de la main se traduit en simple friction sur les pivots du coude. Alors le ressort qui tend à élever l'avant-bras reprend son action.

L'effet produit est le résultat ou la conséquence d'un mouvement naturel dont il est la continuation.

La volonté qui agit instinctivement sur la partie supérieure du bras suffit pour déterminer le mouvement de l'appareil.

L'art se lie donc intimement à la nature, dont il est le complément.

J'ai cherché à introduire la même simplicité dans la construction de la main artificielle, dont les doigts sont rigides; le pouce seul est à charnière. Il est maintenu en état de pression contre l'index au moyen d'un ressort. Il fait les fonctions d'une pince qui peut conserver dans une position donnée un chapeau, un livre, etc.

L'ensemble de cet arrangement m'autorise, je crois, à qualifier l'appareil de *bras artificiel utile*.

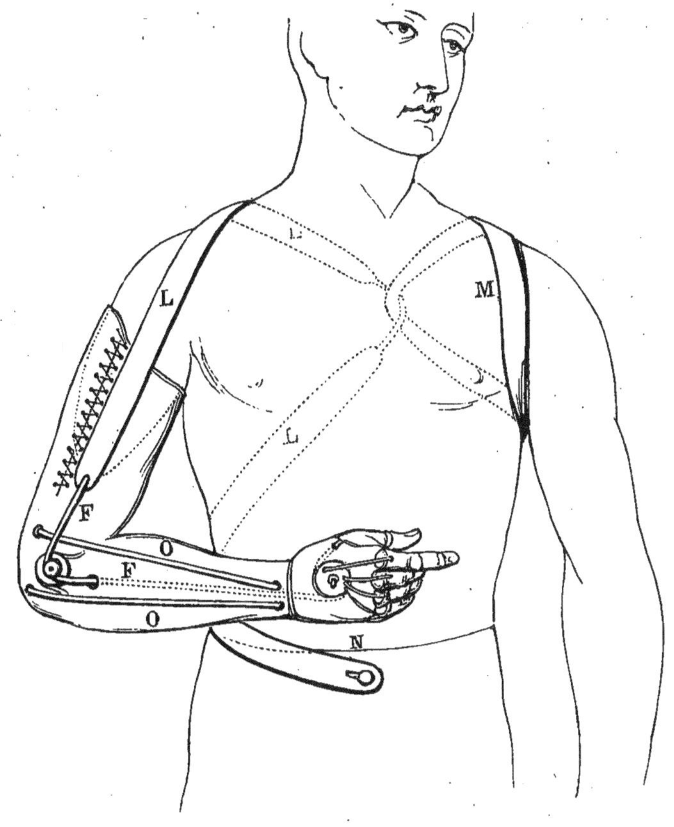

(Fig. 1.)

Maintenant, si l'on veut que ce moyen de prothèse réunisse non-seulement les conditions d'utilité, mais encore celles que peuvent réclamer certaines conditions sociales où l'on désire dissimuler une infirmité autant que l'art puisse mettre à même de le faire, alors il faut avoir recours à un mécanisme plus compliqué et par conséquent plus dispendieux. Bien que ce but m'éloigne un peu de la route que je me suis tracée, il offre trop d'intérêt pour que je n'y aie pas consacré de nombreuses recherches.

Dans la confection de la main, j'ai pris pour point de départ les proportions exactes de la nature.

Jusqu'à présent on s'est borné à une forme de convention. Celui qui, le premier, a eu l'idée de faire mouvoir des doigts artificiels s'est sans doute plus attaché à l'effet mécanique qu'à l'exactitude de la forme. Il a voulu faire simplement une pince ayant une apparence de main, se conformant si peu aux lois de l'anatomie, qu'il a articulé les premières phalanges là où elles sont rigides, et qu'au point réel de l'articulation, il y a absence de mouvement. De là le mot consacré de *fausses phalanges*. De plus, le pouce a une action très-limitée et ne peut se renverser de manière à être dans le même plan que les doigts lorsque la main est complétement ouverte.

Un de nos plus habiles fabricants, M. Béchard, dont le zèle éclairé cherche toujours à élever le niveau de l'art, est entré tout de suite dans mes vues. Il vient de faire, sous ma direction, une main artificielle dont les phalanges ont la longueur naturelle, dont le pouce peut prendre des positions diverses, dont les doigts dans l'état de flexion se touchent à leur extrémité supérieure, tandis qu'ils s'écartent graduellement en se redressant, comme cela a lieu dans la nature.

La main artificielle, grâce à ces conditions, présente une telle harmonie de formes dans toutes ses attitudes, qu'au premier aspect, et recouverte d'un gant, elle est semblable à la main naturelle. C'est ainsi que M. le commandant de B***, amputé de l'avant-bras gauche et muni de cet appareil, se trouvait, le 7 avril, en présence de S. M. l'Empereur, qui lui demanda quelle main il avait perdue, en lui témoignant sa surprise et sa sollicitude.

Explication succincte des moyens employés pour produire des mouvements qui donnent à la main artificielle un aspect relatif de vie, et pour mettre une personne amputée (soit au-dessous, soit au-dessus du coude) à même de prendre ou d'abandonner un objet dans toutes les positions du bras.

La main artificielle (*fig.* 2) est montée sur un pivot placé en oblique sur le poignet, ce qui lui donne un mouvement de supination complexe ; car il s'élève en même temps qu'il se rapproche du corps, ce qui dispense d'un mouvement spécial pour produire la rotation du poignet.

Les doigts sont maintenus dans un état de flexion par des ressorts qui, placés dans l'épaisseur de la main, sont fixés à l'intérieur du poignet et aux premières phalanges. Les cordes à boyau BC et DC sont, par opposition, attachées à la surface dorsale des mêmes phalanges, et sont fixées à une poulie A, qui reçoit le mouvement de la corde à boyau F. A cette corde aboutit la courroie motrice L ; celle-ci, fixée à son extrémité opposée au bouton N placé sur le devant de la ceinture du pantalon, glisse dans une embrasse M portée

par l'épaule saine, et, passant sur l'épaule opposée, s'attache
enfin à la corde déjà mentionnée, dont le trajet s'effectue
par l'axe du coude et le centre du poignet, jusqu'à la gorge
de la poulie A. Cette disposition permet d'utiliser les divers
mouvements du corps, qui se produisent lorsque le dos se
voûte ou se cambre.

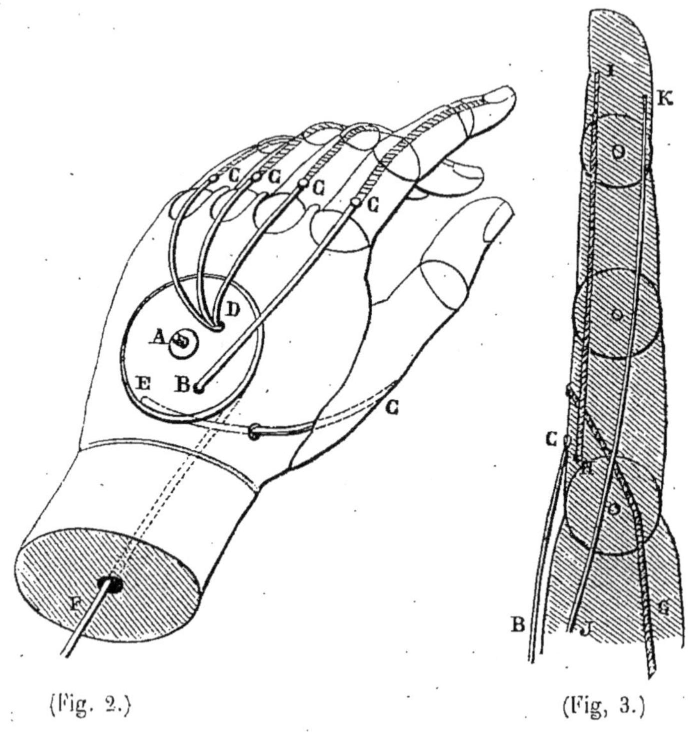

(Fig. 2.)   (Fig. 3.)

Quand on veut ouvrir la main, on arrondit les épaules,
en prenant une pose qui tende la courroie L dans tout son
parcours : cette disposition préparatoire suffit pour qu'un
mouvement imperceptible de l'épaule ou du bras détermine
ensuite le jeu des doigts. Quand, au contraire, le corps
n'offre aucune résistance à la courroie, le bras peut faire
librement tous les mouvements, sans affecter aucunement
la main.

On comprend facilement que la traction qui vient d'être décrite fasse mouvoir les doigts par l'intermédiaire de la poulie A et des cordes BC, DC, agissant d'abord sur l'index par la corde BC qui, à son maximum de tension, s'enroule autour du pivot A.

Rien ne s'oppose donc à ce que la poulie continue à tourner. Les cordons DC, auxquels sont attachés les autres doigts, fonctionnent à leur tour de la même manière ; enfin, le pouce est entraîné par la continuation du mouvement de la poulie, au moyen de l'attache EC.

Explication de la gravure représentant un des doigts vu en coupe longitudinale.

G, ressort qui fait fléchir les doigts.

H I, ressort tendant à maintenir le doigt redressé.

J K, corde à boyau fixée, par ses extrémités, à la main et à la dernière phalange.

Cette corde, dont le point fixe J est excentrique par rapport à la rotation du doigt, fait fléchir les phalanges supérieures lorsque la première s'abaisse.

M. Alphonse L***, pianiste compositeur, a été amputé de l'avant-bras gauche, en 1856, par M. le baron Larrey, alors chirurgien en chef du Val-de-Grâce. L'opération a été faite à l'union du tiers moyen avec le tiers inférieur, pour un kyste osseux multiloculaire.

L'extrémité de son moignon, quoique très-régulièrement

cicatrisée, a conservé une telle sensibilité, qu'il ne peut s'en servir en aucune façon pour produire l'élévation du bras artificiel.

M. L*** s'est présenté à la séance de l'Académie, tenant son chapeau d'une main et un parapluie de l'autre. Il a fait mouvoir le bras et la main artificiels, de manière à prouver combien il est maître de l'appareil, portant un verre à la bouche, écrivant son nom avec un crayon et désignant même du doigt un objet quelconque.

La facilité avec laquelle M. L*** exécute tous les mouvements qui lui sont indiqués est d'autant plus remarquable, qu'il ne s'y est nullement préparé par l'étude du mécanisme. Il a deviné de prime abord toutes les ressources que la prothèse a mises à sa disposition, et il les combine de la manière la plus intelligente, grâce à une sorte d'intuition.

L'illusion produite est telle que l'on ne peut absolument pas se rendre compte d'abord des moyens ou des efforts qu'il emploie pour agir sur l'appareil (1), dont le jeu semble être le résultat immédiat de la volonté ; un académicien a laissé échapper cette naïve question : « Est-ce que les deux membres sont pareils ? »

Fort des encouragements dont M. le baron Larrey, ex-chirurgien en chef de l'armée d'Italie, a bien voulu honorer mes humbles efforts, j'ai offert mon invention à M. le ministre de la guerre en faveur des militaires qui pourraient avoir à se servir d'un bras artificiel.

---

(1) Le bras artificiel a été construit par M. Béchard.

Le Conseil de santé des armées a été chargé par Son Excellence de faire un rapport sur l'appareil.

En conséquence, le 17 janvier et le 20 mars 1860, des expériences ont été faites au ministère de la guerre, au point de vue des bras artificiels automoteurs, appliqués à des cas d'amputation pratiquée soit au-dessous, soit au-dessus du coude.

Le ministre a bien voulu me faire connaître les conclusions du rapport par sa lettre du 17 avril 1860, où Son Excellence dit :

« Le Conseil estime que cet appareil de prothèse peut être fort utile aux amputés de l'armée, en ce sens que, fixé seulement au moignon, et sans prendre de point d'appui sur le tronc, il fait exécuter au bras la série des mouvements naturels de flexion, d'extension, d'élévation, d'abaissement, mouvements qui se font avec d'autant plus de facilité que le mécanisme qui les produit est des plus simples.

« D'après ces considérations, le Conseil de santé est d'avis que le bras artificiel de votre invention, et dont vous faites l'abandon à l'industrie privée, soit accordé aux militaires qui en feront la demande.

J'accéderai en ce qui dépendra de moi à ces conclusions, et je ne terminerai pas sans vous remercier vivement d'un progrès qui promet de devenir un soulagement et un bienfait pour nos blessés. »

Ce témoignage, basé sur l'approbation de ces illustres savants dont la noble mission est de veiller sur le bien-être de l'armée, ce témoignage, dis-je, réuni à l'appréciation de l'Académie impériale de médecine relativement à un autre moyen de prothèse (1) de mon invention, me justifie à mes propres yeux de m'être lancé dans une arène où semble devoir aborder seule la pratique professionnelle.

Le hasard m'ayant favorisé dans la solution de quelques problèmes mécaniques, je me suis demandé comment je parviendrais à utiliser ma patience persévérante : pouvais-je me proposer un but plus attrayant que celui de concourir au soulagement de l'humanité souffrante?

---

(1) Rapport de M. le baron Larrey sur le pied artificiel dit *de Beaufort.* — *Bulletin de l'Académie de médecine*, t. XVII, page 66.

Paris. — Imprimerie PAUL DUPONT.
Rue de Grenelle-St-Honoré, 45. — (1131)